JN302501

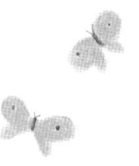

解離性障害とアルコール・薬物依存症を理解するためのセルフ・ワークブック

[著] スコット・A・ウィンター
[訳] 小林桜児・松本俊彦

金剛出版

UNDERSTANDING DISSOCIATIVE DISORDERS AND ADDICTION
by A. Scott Winter
Copyright ©1994, 2003 by Hazelden Foundation
All rights reserved. First edition 1994
Second edition 2003
Printed in the United States of America
Japanese translation published by arrangement with
Hazelden Publishing through The English Agency (Japan) Ltd.

解　　題

　本書は，ヘーゼルデン出版（HAZELDEN）が刊行しているアルコール・薬物依存症に対する自習ワークブック叢書「重複障害シリーズ（Co-occurring Disorder Series）」の一つ，スコット・ウィンター（A. Scott Winter）著 "Understanding Dissociative Disorders and Addiction" の全訳である。
　ここでいう重複障害とは，物質使用障害と他の精神障害（たとえば統合失調症や気分障害，あるいは摂食障害など）が同時に併存している病態を指しており，暴力や自殺行動のリスクの高さから，現在，依存症援助の分野はもとより，一般の地域精神保健における重要なトピックの一つとなっている。
　しかし，ひょっとすると本書を手にとったあなたは訝しく思われたかもしれない。「海外の依存症治療のための自習ワークブックが訳出されるのはけっこうなことだし，重複障害も確かに重要なトピックだ。だが，なぜよりによって解離性障害との重複障害なのかに？　他に取り上げるべき重複障害があるのではないか？」

もっともな疑問である。だが，もちろん，理由はある。それを説明するのがこの解題の目的である。

誰もが遭遇している厄介な患者

最初に質問から入りたい。もしもあなたがメンタルヘルス問題の援助者であるならば，次のような症例に遭遇したことはないだろうか？

　　20代女性。幼少期に養育者による被虐待歴がある。10代よりリストカットや火のついたタバコを皮膚に押しつけるといった，反復性の自傷行為が続いている。ときに，自分で自分の首を絞めるなどの，やや奇異ともとれる自殺企図らしき行動も呈する。
　　摂食障害の症状も認められ，挿話性に拒食や過食嘔吐を繰り返している。また，複数物質に対する使用障害もある。10代よりアルコール乱用を開始し，一時は覚せい剤などの違法薬物も乱用した経験がある。ただし，最近の二，三年間は違法薬物の使用はなく，もっぱら頭痛を理由にして市販鎮痛薬を連日大量に乱用し，あるいは，複数の医療機関から入手したベンゾジアゼピン系薬剤を過量摂取しては，たびたび救命救急センターに搬送されている。
　　気分変動が激しい。さっきまでうつむいて，いかにも自己主張が不得手で内気そうな態度だったかと思えば，一転，猛

烈な勢いで怒りはじめる。また，一過性に「死ね」「殺せ」と，自殺や他害行為を示唆する命令性幻聴，あるいは，視野の端に黒い人影がすばやく横切るような幻視が出現することもある。こうした症状は小学生時代から存在したという。なお，患者本人の対人接触は自然で，精神科医の質問にも軽妙な皮肉をまじえた当意即妙の返答もできる。

　患者は，アルコール酩酊時には別人のように暴力的となることがある。事実，過去に何回か交際する男性に骨折などの重症を負わせたことがあり，警察沙汰にもなっている。しかし奇妙なことに，こうした一連の暴力について，本人にはまったく記憶がなく，自分がやったという実感もないという。

　あなたが精神科医ならば，この症例にどのような診断名をつけるであろうか？　境界性パーソナリティ障害？　摂食障害？　物質使用障害？　急速交代型の双極性障害？　あるいは，これらのすべてが同時に存在する重複障害？

　では，症例に見られる，一過性の幻聴や幻視といった精神病症状についてはどう説明したらよいであろうか？　境界性パーソナリティの小精神病挿話？　統合失調症？　覚せい剤乱用の後遺症によるフラッシュバック？　それとも，市販鎮痛薬に含まれる何らかの薬剤成分が引き起こした物質誘発性の精神病性障害であろうか？

　これはなかなか難しい問題である。いずれの病態ととらえても，どこか居心地が悪い感覚は否めない。さしあたってはっきりしてい

るのは，平均的な精神科医の多くが最も「相当するのはご免蒙りたい」と思うタイプの患者である，ということくらいであろう。

　決してまれな症例ではないはずである。数年間，まともに精神科医をやっていれば，誰もが一度や二度はこの手の患者に遭遇しているはずの，ある意味，ありふれた厄介さである。このタイプの患者をもっとも容易に見いだせるのは，過量服薬による救命救急センター頻回受診者や依存症専門病院の対応困難患者のなかである。

　もちろん，一般の精神科クリニックや総合病院や大学病院精神科の初診患者のなかにも紛れ込んでいる。ただし，通常，そのかかわりは断続的なものにとどまる。というのも，このタイプの患者は，処方薬の乱用や頻回の自傷，医療者に対する攻撃的，操作的態度を理由に「診察お断り」となってしまう傾向があるからである。結果的に，このタイプの患者の多くは，その真の姿を見せることのないまま，援助者の目の前を通り過ぎてしまっているのではなかろうか？

解離性障害との出会い

　依存症専門病院に勤務していた頃，筆者はこのタイプの患者と何度となく遭遇した。そのほとんどはアルコールや薬物の乱用・依存を主訴として来院した女性患者であったが，いざ治療をはじめてみると，物質乱用・依存以上に，摂食障害の症状や自傷行為，過量服

薬といった自己破壊的行動に翻弄され，抗精神病薬にまったく反応しない精神病症状への対応に苦慮することとなった。何よりも困ったのは，こうした患者の多くが，伝統的な集団依存症治療プログラムになかなか適応できず，最終的に治療からドロップアウトしてしまったことである。

　なかには苦慮しながらも治療関係が長く継続した患者もいた。そのような患者に対しては，筆者なりに試行錯誤しながら治療を試みた。成功した症例もあれば失敗としか思えない症例もあった。しかし，そうした臨床経験のなかで，筆者なりにひとつ気づいたことがあった。それは，こうした病態の女性物質使用障害患者のなかには，深刻な外傷体験を抱え，結果として解離性障害に罹患している者がいる，あるいは，解離性障害の可能性を考慮して治療した方がよい者がいる，ということであった。

　たとえば，患者の顕著な気分変動がめまぐるしい人格変換によるものであったり，酩酊時の健忘を伴う粗暴行為が病的酩酊を装った攻撃的な交代人格の行動によるものであったりした。また，幻聴は交代人格の「声」であり，幻視は外傷記憶に関連した解離性幻覚であった。筆者が，彼女たちが次々に引き起こす問題行動を何とかコントロールしようとして躍起になればなるほど，治療関係は支配／被支配の綱引きに陥り，皮肉なことに主治医が加害者と重なってしまい，交代人格による衝動行為を誘発させてしまうという体験もした。

　実際に，診察場面で交代人格をあらわにした患者も何人かいた。

筆者は今でも生まれて初めて人格変換の場面に遭遇したときの驚きを鮮明に覚えている。正直，そのとき筆者は，「なぜそんな馬鹿げた芝居をするのだ」と，その患者に対して怒りを抱きかけた。しかし，演技にしてはあまりにもできすぎているその迫力に，次の瞬間には怒りは消え失せ，代わりに今度は，「どうしたらよいのかわからない」という強い不安，ほとんど恐怖に近いような強い感情に襲われたのであった。

　幸いだったのは，その1カ月ほど前，仲間の精神科医が主催した，神戸大学の故安克昌先生を招いた内輪の勉強会に，筆者が偶然出席していたことであった。ご存じのように，安先生は，早くから解離性同一性障害の臨床に精力的に取り組み，2000年に39歳の若さで夭逝した精神科医である。

　後になって思うと，筆者があのタイミングで安先生の話を聞けたという偶然に，何か神がかり的な縁を感じないではいられない。勉強会の折りには安先生の話に半信半疑の気持ちを抱いた筆者であったが，実際の診療場面で思いがけず否定しようがない現実を突きつけられて，緊張で震える声を懸命に抑えながら，安先生が教えてくれた方法を思い出し，勇気を出して丁寧に自己紹介をしたうえで，交代人格に名前を尋ねたのである。それだけではない。その人格の語る，主人格の知らない悲惨な外傷体験の話に耳を傾け，その人格が抱える深刻な悲しみに共感までした。

　「とうとう自分は『ルビコン河』を渡ってしまった」。診察が終

わった直後，筆者が抱いたのは，そのような感慨であった。なにしろ，その診察で筆者が行ったことは，常識的な精神科医の同僚に話したら，「なぜそのような，ヒステリー症状を強化する対応をしたのか!?」と非難されかねない行動であるように思えたからである。

しかし，奇跡が起こった。その日を境に，それまでどうにもコントロールできなかった，患者の多方向性の衝動的な問題行動は消失し，患者はまるで別人へと生まれ変わったのである。

解離性障害が併存する物質使用障害患者の特徴

解離性障害が併存する物質使用障害患者には，いくつか特徴的な臨床像がある。まず，若年より物質乱用を発症しており，しばしば多剤乱用傾向が認められる。自傷行為や過量服薬，あるいは他害的な暴力といった衝動的行動を伴うなど，「多衝動性過食症」の病態を呈する者が少なくない。また，乱用物質の薬理作用だけでは説明ができない健忘や精神病症状を呈することがある。すなわち，市販感冒薬・鎮痛薬や揮発性の制汗スプレーといった精神病惹起作用がきわめて弱い薬物を乱用しているにもかかわらず精神病症状を呈したり，さほど大量の飲酒をしているわけではないのにブラックアウトを呈したりする。

上述した臨床像と多少とも重なる患者がいた場合には，さらに詳

しく観察や問診をし，解離性障害，とりわけ解離性同一性障害の可能性を検討していく必要がある。

　まず，診察室での訴えの内容が手がかりになることがある。典型的な愁訴は，すでに述べたように頭痛である。慢性的な頭痛に対処するなかで市販鎮痛薬の乱用・依存を呈するに至ることも少なくなく，高度な依存を呈する患者のなかには，鎮痛薬を求めて複数の医療機関を受診したり，薬局で市販鎮痛薬を万引きするようになる者もいる。頭痛は，交代人格が前に出たがっている状況でさらに増強する傾向がある。また，原因不明の身体的疼痛が見られることもあり，これは，過去の身体的暴力を受けた際の疼痛がフラッシュバックしたものである可能性がある。

　性行動や服装に関する情報が手がかりになる場合もある。解離性同一性障害患者では，主人格と反対の性を持つ交代人格が存在することが通常である。したがって，そのような交代人格が通常の異性愛行動をとれば，それが周囲には「同性愛行動」として映るであろうし，その服装に対する嗜好が「服装倒錯」と誤解されることもある。ときには，女性患者のなかに存在する男性の交代人格が，女性らしい自身の身体を嫌悪して胸にサラシを巻いたり，主人格と交代人格の妥協によって，どちらにとっても支障の少ない中性的な服装を好んで身につけるようになることもある。

　強調しておきたいのは，精神病症状こそが解離性同一性障害を示唆する重要なサインということである。コリン・ロスによれば，解

離性同一性障害患者ではシュナイダーの一級症状は平均して3～6個認められ，これは統合失調症の平均1～3個よりもはるかに多い数である。解離性障害で見られる幻聴は，しばしば交代人格——もしくは，心的外傷に対する解離反応によって，主人格の意識活動から隔離・区画化された部分——の声である。それは，主人格に何らかの行動を指示する命令性幻聴として体験され，複数の交代人格間で議論が生じれば，対話性幻聴として体験されることもある。患者は，「頭の外から」ではなく，「頭のなかから」聞こえていると訴えることが多い。また，「実は，幼少時から幻聴があった」という告白は，解離性同一性障害の存在を強く示唆するものである。

　注意すべきなのは，平均的な精神科医は，多少でも覚せい剤などの乱用歴があると，たとえ最終使用から相当に時間が経過していて，薬理学的に説明困難な病態であっても，薬物誘発性精神病や後遺症によるフラッシュバックなどと決めつけがちである，という点である。また，交代人格に身体を支配され，主人格の能動性が奪われている場合には，それが主人格にとって「作為体験」として感じられることもある。陽性症状だけでは，解離性同一性障害と統合失調症との鑑別は難しいと心得る必要がある。

　他に解離性障害全般に広く見られる症状として念頭に置くべきものとして，自傷行為がある。自傷行為がもたらす身体的疼痛には解離状態からの回復を促す効果があり，交代人格の顕現を抑えるために，頭部を激しく壁にぶつけるなどの自傷行為が必要とされること

もある。また，迫害者人格による主人格を殺害しようとする行動が，他者の視点からは自傷行為として認識される場合もあろう。注意すべき点は，自傷時に疼痛を欠いていたり，自傷時の記憶が曖昧，もしくは完全に欠落していることである。さらに，自らの手やタオルで縊首におよぶ，やや奇異な自傷行為の様式も特徴的である。

　過量服薬もめずらしくない。迫害者人格による幻聴を消そうとしたり，ポップアップ（全交代人格が前に出るのを嫌がり，めまぐるしく人格交代をする現象）に対処しようとするなかで，向精神薬を短時間に続けざまに追加服用し，結果的に過量服薬となってしまうことがある。

　それから，解離性同一性障害患者の多くが，さまざまな程度の食行動異常を呈し，あらゆる病型の摂食障害を呈しうる。肥満恐怖ややせ願望から拒食や過食・嘔吐におよぶ者がある一方で，肥満恐怖ややせ願望とはあまり関係なしに，挿話性の拒食を呈する者いる。また，外傷記憶の恐怖に対処するために過食したり，性的虐待などの外傷記憶に関連する心身症状として自己誘発嘔吐を呈したりする者もある。

　そして最後に忘れてはならないのが，独特な物質乱用のあり方である。アルコールやベンゾジアゼピン系薬物の摂取は，しばしば「化学的解離」ともいうべき抑制解除をもたらして攻撃的な人格の出現を促し，他害的暴力や自己破壊的行動を呈することがある。また，ある一つの交代人格が物質乱用の問題を持っていて，主人格は

いっさいアルコールを口にしない，あるいは，人格ごとの好みの物質が異なるという現象もありうる。さらに，アルコール・薬物への耽溺が顕著な人格が休眠状態に入ると，まるで「憑きものが落ちるように」物質乱用が止まることもある。その際には，深刻な生理学的依存を呈している患者でもまったく離脱症状を呈さない，という不思議な現象が認められる。

　ちなみに，実際に交代人格が出現した場合には，次の四つのポイントを押さえて，丁寧に対応するとよい。第一に，援助者自身は，存在理由のない交代人格は存在しないということを理解し，そもそも交代人格は，耐えがたい強烈な苦痛による自殺を回避するために出現したことを忘れてはならない。第二に，人格統合や外傷記憶の除反応を強引に行わない。第三に，治療者はつねに，診療場面に登場しない他の交代人格が聞いている——実際に聞いている場合が少なくない——可能性を念頭に置き，決して特定の人格を依怙贔屓せずに公平に接する。そして最後に，患者の前では，交代人格のことを「人格」とは呼ばずに「部分」とか「存在」という表現で呼ぶように努める。このことは，「全体としてのあなたは一つ」というメッセージを送り，行動に関する責任の所在を明確するように努めることである。

解離性障害が併存する物質使用障害患者への対応
——二つの「否認の病」

　意外に知られていないことであるが，解離性障害と物質使用障害には共通点が多い。何よりもまず病因が共通している。すなわち，いずれの障害に罹患している者も，幼少期に虐待やネグレクトといった苛酷な生育歴を持っている者が多い。それから，その効果・機能という点でも共通点している。解離と物質乱用のいずれも，苛酷な生育環境に起因するさまざまな苦痛から逃避するのに有効な方法なのである。

　これらの共通点からも推測されるように，この二つの障害はしばしば同時に存在する。現にロスは，解離性同一性障害患者の少なくとも3分の1はアルコール・薬物の乱用・依存が認められ，重篤なアルコール・薬物依存患者の55.7%に解離性障害の併存が認められたと報告している。

　共通点はそれだけにとどまらない。両者は，「否認の病」という点でも共通している。

　解離性障害は，本人によって否認されやすいという意味で，物質使用障害と非常によく似ている。かねてよりアルコール・薬物依存症は「否認の病」といわれ，依存症者本人はともすれば事態を過小視，矮小化する傾向があるが，解離性障害患者もまた，自分に別の人格があるということをなかなか認めたがらない傾向がある。すで

に交代人格同士はお互いの存在に気づき，ときには情報の交換や記憶の一部を共有するに至っている場合でも，主人格だけは「つんぼ桟敷」に取り残され，自分の能動性・主体性が他の人格に制限されているという事態を否認しようとする傾向がある。

　また，この二つの障害は，援助者によっても否認されやすい。たとえばアルコール・薬物依存症は，その分野に詳しくない精神科医に看過されやすい。たとえその精神科医が気づいていても，「依存症は病気っていうけど，基本的には本人の責任なのでは？」「このくらいでは依存とか乱用とかいわないのでは？」「確かに物質使用障害は問題だけど，統合失調症やうつ病の方がはるかに問題」といった調子で，物質使用障害に対する介入を控えてしまう。「自分が見たくないものは見えない」ものなのである。

　同じことは解離性障害にもあてはまる。安らは自験症例の検討から，わが国の最初に精神科医療機関を訪れて解離性同一性障害と診断されるまで平均4.6年を要していたと報告している。気づくのに時間がかかる最大の理由は，その兆候が見いだしがたいほど，ささやかだからではない。むしろ問題は，援助者の側にある。わが国の精神科医のなかには，解離性同一性障害を詐病，もしくは，一部の「物好き」精神科医の過剰診断が作り出した医原性疾患と考える者がいまだに多く，症候を視野におさめながらも，一種の選択的無関心によって看過されたり，「解離症状かもしれないけど，反応性，一過性のものであって，わざわざ解離性障害と診断するほどではな

い」という判断になってしまう。

　悲劇は，この二つの障害に対する援助者の「否認」が，患者に対して同時に向けられたときに起こる。行く先々での叱責や説教，さらには，「診察お断り」に象徴される精神科医療ネグレクトの被害に遭遇した患者の一部は自殺し，別の一部は精神科医に頼らずに苦痛の軽減をしようと考え，複数の医療機関からさまざまな向精神薬を入手し，不毛な乱用に溺れる。さらに別の一部は，苛酷な状況を生き延びるのに適した攻撃的で敵意に満ちた交代人格を固定化させて，反社会的な生き方を選択するであろう。

　確かに，解離性障害が併存する物質使用障害患者の治療は容易ではない。これら二つの障害は相互に病態をエスカレートさせ，それによって病像は混乱をきわめる。しかも，患者の多くが自殺を考えるほどの苦痛や困難を「生き延びるために」アルコールや薬物を乱用してきたために，単に断酒・断薬するだけでは治療は終結しない。事実，断酒・断薬後に自殺念慮が出現し，自殺既遂に至った症例は少なくない。

　しかしその一方で，唐突に明るい展開が訪れることもある。良好な治療関係が長く継続するなかで，あるときアルコール・薬物の乱用が突然止まる。これは，精神作用物質に対する嗜好を持たない交代人格へと人格変換が起こったり，自然に人格統合が生じたりしたためである。

　いずれにしても，治療にあたって大切なのは，何よりもまず，援助

者が「否認」しないことである。解離性障害の併存に気がつき，援助者が真摯に向き合って理解することで，最悪の事態は回避できる。本人が繰り返す，一見，悪意に満ちているとしか思えない問題行動の背景にあるものが理解できれば，頭ごなしの叱責や説教をしなくなり，医原性の悪化や治療からのドロップアウトを回避することができるであろう。

　患者自身が「否認」を克服することの大切さはいうまでもない。そのような作業には，今回訳出したワークブックが活用できるであろう。もちろん，このワークブックだけでは，本稿冒頭に紹介したような，衝動的な患者を治療することはできない。しかし，このワークブックを用いることで，援助者と当事者はそれぞれの否認から解放され，真の問題解決に向けた第一歩を踏み出すことができるはずである。

ヘーゼルデンのワークブック

　ここで，本書を刊行元である「ヘーゼルデン出版」について説明をしておきたい。

　ヘーゼルデン出版は，1949年に米国ミネソタ州で設立された依存症治療センター「ヘーゼルデン」の出版部門である。ヘーゼルデンは，アルコホリクス・アノニマス（Alcoholics Anonymous；A.A.）

の理念を中軸に据えた治療によって知られる依存症治療施設の一つであり，その治療論はミネソタモデルと呼ばれている。ヘーゼルデンの名声は，単にその治療内容だけによるものではない。1960年代以降，同施設では，専門家の教育やアディクション関連問題に関する書籍の出版にも力を入れ，今日，世界中の各国で依存症援助の指導的立場にある者の多くがヘーゼルデンの研修を受け，その出版物によって多くの学びを得た経験を持っている。要するに，あらゆる意味において，ヘーゼルデンは依存症援助に携わる者にとっての聖地といってよい。本書訳出にあたった小林と松本の二人も，やや遅まきながらではあるが，2007年にヘーゼルデンを訪れ，施設見学を兼ねた研修に参加している。

　実は，ヘーゼルデンのなかでもっともエキサイティングな場所は書店である。そこにはヘーゼルデン出版が刊行した膨大な数のワークブックが陳列，販売されているからである。たとえばアルコール，覚せい剤（メタンフェタミン），コカイン，ヘロインなどといった乱用物質別の依存症治療ワークブック，子どもや女性の依存症といった特殊な病態を想定したワークブック，さらには治療導入初期に用いるワークブックや，単にアルコールや薬物をやめるだけにとどまらず，生き方を変えるためのワークブック……。

　ヘーゼルデンのワークブックには，いずれも長い依存症援助の経験や回復者の言葉から摘み取られた珠玉の言葉と知恵が詰まっている。だから，海外からヘーゼルデンを訪れた援助者は，誰もがそこ

で多数のワークブックを買い込むのがお約束となっている。そして，ご多分に漏れず，2007年の訪問時，私と小林もまた多数のワークブックを買い込んだ。おかげで，二人とも，帰国に際してスーツケースが閉まらなくなるトラブルに見舞われ，空港で途方に暮れなければならなかったほどである。

なぜ重複障害なのか？

　ところで，われわれが購入したワークブックは，主に重複障害に関するものであった。なぜ重複障害患者を対象とするワークブックを多数購入したのか？　理由は簡単である。まさにこの問題こそ，わが国でもっとも立ち後れている分野だからである。

　わが国の平均的な精神科医療関係者は，アルコール・薬物依存症患者に対して強い苦手意識と忌避的感情を持っている。実際，統合失調症患者であればいつもすみやかに入院治療を引き受けてくれる精神科病院であっても，その患者にアルコール・薬物関連問題が重複していることをつけ加えた瞬間に，つい数秒前までは存在したはずの空床が突然消失する，という超自然的な現象が発生する。

　結局，こうした患者を引き受けるのは依存症専門病院しかない。しかし，専門病院の治療プログラムは集団療法を主としており，重複障害患者を想定した内容とはなっておらず，患者のなかには，集

団療法に適応できずに治療プログラムからドロップアウトしてしまう者も少なくない．その結果，重複障害の患者は一般精神科医療システムと依存症治療システムの狭間からこぼれ落ちてしまうわけである．

　これは，医療機関同士の患者の押しつけ合いにとどまらない問題である．医療からこぼれ落ち，拒絶された重複障害患者は，ダルク（Drug Addiction Rehabilitation；DARC）をはじめとする民間回復施設へと流れ着くこととなるが，ダルクは決して医療機関ではない．現在，全国約60カ所にまで広がったダルクは，どこでも薬物依存症者にきめ細やかなケアを提供しているが，そうはいっても限界がある．精神状態が悪化したダルク利用者をすぐに診てくれる精神科医療機関を見つけるのは容易ではない．要するに，一番しわ寄せを食らっているのは，ダルクの当事者スタッフなのである．実際，疲弊し，「燃え尽き」へと追い込まれたスタッフは少なくない．

　当事者による民間回復施設や自助グループによる支援が全国に展開する今日，医療機関に求められる役割は，何よりもまず重複障害患者の治療ではなかろうか？　そのような考えにもとづいて，われわれは，わが国独自の重複障害患者を対象とする治療プログラム開発の準備として，まずは，この，ヘーゼルデンの重複障害シリーズのワークブックを順次訳出しようと考えたのである．本書「解離性障害とアルコール・薬物依存症を理解するためのセルフ・ワークブック」は，その最初の一冊ということになる．

本書訳出の経緯

　さて，今回の訳出であるが，実は，企画が決定した時点ですでに筆頭訳者である小林桜児の手によって全体の訳文案ができあがっていた。筆者の仕事は，その訳文案に加筆修正を行い，解題を執筆する（まさにいま書いているこの文章である）ことだけであった。その意味では，この訳業は本質的に小林桜児の努力の賜物である。

　一方，われわれは，精神科医であるということ以外，本書の著者A・スコット・ウィンター（A. Scott Winter）に関する情報を入手することができなかった。インターネットでしつこく検索をしても，同姓同名の者こそいたものの，物質使用障害治療の専門家らしき人物でこの名前を持つ者はいなかったのである。

　「A. Scott Winter」なる名前はペンネームなのかもしれない。ヘーゼルデン出版の刊行物ではよく見られる現象だが，患者としてヘーゼルデンを卒業した優秀な専門家が，匿名で執筆していることがあるのである。その気になれば，元依存患者の精神科医としてマスコミの関心を集めることもできるはずなのに，あえて個人の売名を避ける謙虚さが，A.A.の「12の伝統」を遵守する回復者ならでは態度といえるかもしれない。

　ともあれ，今回，われわれ二人の急な思いつきに対して，迅速に対応してくれた金剛出版社長 立石正信氏に心からの感謝を捧げたい。氏にはこれまでも何度となくすばらしい機会を作っていただい

たが，とりわけ今回のようなマニアックな企画を引き受けてくださったその見識には驚くばかりである。

　本ワークブックの刊行により，われわれは，「厄介な患者」を忌避し，口当たりのよい患者だけを依怙贔屓しがちな，わが国のメンタルヘルス問題の支援体制を変えていくための，最初の一歩を踏み出せたと信じている。

2010 年 11 月
訳者を代表して　松本　俊彦

CONTENTS

解　題
3

第1章
解離性障害について理解しましょう
27

第2章
アルコール・薬物依存症について理解しましょう
31

第3章
重複障害について
35

第4章
あなたの人生に対する依存症の影響
39

第5章
あなたの人生に対する解離性障害の影響
53

第6章
回復への船旅
59

第7章
日記をつける
85

第8章
絵を描いてみませんか?
93

第9章
回復に向けた計画
99

第10章
最後に一言
123

訳者あとがき
125

解離性障害とアルコール・薬物依存症を理解するためのセルフ・ワークブック

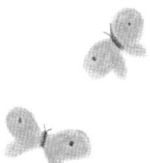

第1章 解離性障害について理解しましょう

解離とは，ある種の考えや感情，体験，あるいは自分のアイデンティティの一部さえもが，残りの意識や記憶から切り離されてしまっている心の状態をいいます。実は，人の心が解離を起こすことは，正常な日常場面でも時々みられます。けれども，あまりに解離の度合いが強すぎると，重大な問題を引き起こしますし，だんだんと日常生活をうまく送ることができなくなっていきます。

　解離性障害には，何種類かタイプがあって，それぞれ微妙に症状や特徴が異なりますが，どのタイプにも共通する要素としては以下のようなものがあります。

- 「自分が自分である」という感覚（アイデンティティ）が大きく障害されている。
- 記憶障害（健忘）があるかのように物覚えが悪い。特に，特定の出来事や一定時間だけに限って覚えていないことが多い。
- 感情が不安定で，怒りや抑うつ状態，不安などを感じやすい。
- 自分自身を遠くから眺めている感覚（離人感）や，現実から切り離された感覚（疎隔体験）を感じやすい。

一般的に，解離性障害の中でもっとも重症なタイプが**解離性同一性障害**（英語の略語では「ＤＩＤ〔ディーアイディー〕」と言います。かつては**多重人格**などと呼ばれていました）です。このタイプの障害を持っている人は，人格がバラバラになっている感覚を体験しています。いろいろな時間帯に，ちょっとしたきっかけで，人格の断片（しばしば「交代人格」などとも呼ばれます）が別の断片と入れ替わって，その人の考えや行動を支配してしまいます。DIDの患者さんは，そのような交代人格が存在することに気づいていることもありますが，まったく気づかない人もいます。

　ほとんどの場合，解離はひどい虐待や，それ以外にも心の傷になるような何らかの重大な出来事を長い間体験した結果として，子どもの頃から始まります。虐待の内容は性的なものから，身体的暴力，あるいは言葉による精神的な暴力まで，さまざまです。子どもは自分の心を解離させることで，苦痛を感じることを回避したり，心の傷の原因となった出来事を忘れたりしようとします。つまり，解離は子どもが辛い毎日を生き延びるための大切な手段なのです。けれども，解離という「習慣」は大人になってもなかなか抜けないことがあります。そのような人は大人になっても，ストレスの大小に関係なく，何か辛い

ことがあれば対処方法として自然と解離を起こしてしまうのです。すると，正常に日常生活を送ることが難しくなってしまいます。

　解離は時に重大な障害をもたらすことがありえますが，有効な治療方法も数多くあります。たいていの場合，当面の治療目標は，患者さんの解離の原因となった過去あるいは現在の状況や，辛い記憶などに対して上手に対処できるようになることです。解離が起きないように，うまくストレスを解消する方法を学ぶことも治療に役立ちます。DIDの患者さんの場合は，さまざまな交代人格と「対話」しながら，少しずつ，慎重に中核となる主人格へ他の人格を統合していく作業によって，病状が良くなることもあります。

第2章 アルコール・薬物依存症について理解しましょう

アルコール・薬物依存症とは，アルコールや薬物などの物質を，やめたくてもやめられなくなるくらい乱用し続けてしまう状態を指す言葉です。乱用とは，日常生活に支障が出るほどにアルコールや薬物を使用してしまうことを言います。アルコールや薬物を乱用している人は，自分の生活に何らかの問題が生じていることがわかっていても，物質乱用をやめられないものです。自分の落ち込んだ気分を楽にするため，あるいは何らかの問題を解決しようとするために行っている，という意味では，物質乱用は心理的な問題とも言えます。

　しかし依存症は心理的な問題だけで終わりではありません。体の具合が悪くなることもありうる，という点でれっきとした病気なのです。アルコールのような薬物は，脳内の化学物質のやりとりを根本的に変えてしまう力を持っています。そしてそのような脳内の変化の結果として，アルコールや薬物を使いたいという気持ちがますます強まっていくこともあります。アルコールや薬物を使った人がみな依存症になってしまうわけではないので，遺伝や，性格のパターン，生まれ育った環境などの影響がすべて重なって，依存症になってしまうものと考えられ

ています。依存症は人によっては徐々に進行していき，さまざまな日常生活の場面でトラブルを引き起こすようになることがあります。かなり進行してしまった依存症患者さんにとっては，完全に依存症が「治る」ことはもはやありません。けれども，治療によってアルコールや薬物をやめ続けることは十分可能です。

　依存症の特徴や症状を次に示します。

- アルコールや薬物を使いたいという欲求を我慢できない。
- アルコールや薬物を使うことを自分でコントロールできない。
- 依存症の結果として，さまざまなトラブルが起こっているにもかかわらず，アルコールや薬物を使い続けてしまう。
- 初めに考えていたよりも長い時間，アルコールや薬物を使ってしまう。あるいは予定よりも多い量のアルコール・薬物を使ってしまう。
- アルコールや薬物の使用量を減らそうとしたり，量をほどほどにコントロールしようと考えたり，実際に努力してみるが，失敗してしまう。

- アルコールや薬物を手に入れたり，使用したりすることに非常に長い時間をかけてしまう。あるいはアルコールや薬物の作用から回復するために非常に長い時間を必要とする。
- 仕事をこなしたり，責任を果たさなければならない時に，アルコールや薬物の影響を受けて酔っていたり，アルコールや薬物の効果が切れて具合が悪い状態にある。
- ほかの大事な日常生活の活動を犠牲にしてでも，アルコールや薬物を使おうとする。
- 自分の生活に重大な問題を引き起こしていると分かっているにもかかわらず，アルコールや薬物を使い続けようとする。
- 耐性や離脱症状が存在する。（耐性や離脱を生じない薬物もあります）

　アルコール・薬物依存症からの回復は，とても長く曲がりくねった道のりです。定期的に精神科や内科などで心と体の治療を受けたり，専門家のカウンセリングを受けたりするだけなく，あなたを大切に思ってくれる誰かからの心の支えも不可欠であることを忘れないでください。

第3章 重複障害について

あなたは，これまで同時に二つの病気にかかったことはありませんか？　精神科の病気でも同じことはありえます。一つではなく，二つ以上の病気にかかっていることに気づくことは，とても難しく，何年もたってからようやく判明することもあります。病気の種類によって治療法も異なりますから，診断をはっきりさせることはとても重要です。片方の病気は治したけど，もう一つの病気は治っていないまま，という状況では解決になりません。というのもアルコールや薬物を使うことで解離症状が再燃してしまうことがありますし，逆に解離を起こすとアルコールや薬物に走ってしまうことがありえます。DIDの場合，アルコールや薬物依存の交代人格と，アルコールや薬物を使うと具合が悪くなってしまう交代人格が同居している患者さんもいます。

　このような重複障害から回復するためには，あなたの治療や援助にあたっている人たちに対して，自分の状態を正直に伝えることが大切です。たとえば普段，晩酌をしていることや，違法ドラッグだけでなく，処方薬や市販薬を含めて何らかの薬物を使ってしまったことなどは，隠さず話すようにしましょう。あなたがアルコールや薬物をやめられていない場合，あなたの

記憶喪失や，その他の解離症状の原因が，解離性障害なのか依存症なのか，医師やカウンセラーは判断に迷ってしまい，治療がうまくいかなくなってしまうからです。

第4章 あなたの人生に対する依存症の影響

他の依存症の患者さんたちもそうですが，あなたも今日一日を切り抜けるために，あるいは何らかの状況にうまく対処するためには，アルコールや薬物が必要だ，と感じることがあるかもしれません。アルコールを飲めばリラックスして，周りと一緒に盛りあがることができるかもしれません。大麻を使えば，悩んでいる問題を一時的にせよ忘れることができるでしょうし，覚せい剤なら，ここぞという時にエネルギーをもらえるでしょう。

　ところが初めはうまくいっていても，だんだんアルコールや薬物は，あなたに害をもたらすようになっていくかもしれません。最近，昔のことを忘れっぽくなったり，新しいことを覚えられなくなってきたな，と感じることはありませんか？　依存症の患者さんは，体の病気にかかったり，感情が不安定になることもあります。人間関係は長く続かなくなり，大切な人ともケンカすることが多くなります。それだけでなく，アルコールや薬物を入手するために出費は増え，仕事は長続きしなくなるので，経済的な打撃ははかりしれません。

　あなたにとって，アルコールや薬物の依存症が自分の人生にどのような影響を与えているのか，少し立ち止まって確認してみませんか？

回復のためにやるべきこと

「嫌な気分を忘れるため」「ハイになるため」に使ったことのある物質（アルコール・薬物）の名前を下の欄にすべて書き出してみてください。

_____

_____

_____

_____

_____

_____

以下のリストは，どれもアルコールや薬物を乱用した結果として生じる行動や身体面での徴候・症状です（**徴候**とは，客観的で観察可能なもの，つまり周囲の人が気づくことのできるものを指します。一方，**症状**とは，主観的な感覚や感情のことで，自分自身にしかわからないものを指します）。以下の徴候や症状の多くは，もちろん物質乱用以外の原因で生じることもありえます。あなたに当てはまる項目の左側の□欄に，チェックをつけてみてください。

行動面での障害

- □ 怒りっぽい，すぐに暴力をふるってしまう，すぐケンカになってしまう
- □ 人の意見にすぐ反論してしまう，妥協ができない
- □ 自分の間違いや失敗を認められず，他人を責めてしまう
- □ 小さなことですぐにイライラしてしまう
- □ すぐに興奮して大声をあげてしまう
- □ 人の責任や失敗を極端に厳しく問い詰めてしまう
- □ やけに気分が浮ついていて，落ち着かない

- □ 最近，やけに自制心が効かなくなってきている
- □ 頭ではダメとわかっていても，ついやってしまうことが増えてきた
- □ 周囲のちょっとした声や音が気になって，イライラしやすい
- □ 最近，孤独感におそわれることが多い
- □ 以前は楽しかったことに，だんだん興味を持てなくなってきている
- □ 警察や裁判が関係する問題を抱えている
- □ 最近，運動する機会が減った／まったく無くなった
- □ 人と直接会って話をする機会がほとんどない
- □ ふと空想の世界に没頭していることがある
- □ 新しく知り合った友人は，みなアルコールか薬物をやる人ばかりだ
- □ 妄想じみた考えをしてしまうことがある
- □ 積極性が無くなり，すっかり無感動になってしまった
- □ 考えがまとまらず，うまく人と会話ができない
- □ 嫌なことがあると，すぐに逃げ出したくなってしまう
- □ 自分の交友関係や，プライベートな時間について余り人に話したくない

- ☐ 友人や家族と最近,交流がない
- ☐ しゃべりだすと止まらないことがある
- ☐ 学校の成績が最近悪い／職場でミスが増えてきた
- ☐ 学校や仕事を遅刻したり,さぼったりしてしまう
- ☐ 気分のむらが大きい,喜怒哀楽が激しい

身体面での徴候や症状

- ☐ 最近,顔色が悪い
- ☐ のどが痛い
- ☐ 寒気がする
- ☐ 冷や汗をかいていることが多い
- ☐ 瞳孔(黒目)が小さく縮んでいる／広がっている
- ☐ けいれんを起こして倒れたことがある
- ☐ 手や足の筋肉が急に固くなって,痛かったことがある
- ☐ 昼間もぼーっとして,眠気が取れない,集中力がない
- ☐ 唇や口の中が乾燥している
- ☐ 気温は高くないのに,汗をかいていることが多い

- □ めまいがして気を失いかけたことがある
- □ 疲れやすい
- □ ありえない物が見える／いないはずの人の声が聞こえることがある
- □ 鼻づまりや鼻水が最近ひどい
- □ 眠れない，眠りが浅い
- □ 全身に力が入らない
- □ 吐き気がする
- □ 時々，時間や空間の感覚が麻痺してしまう
- □ 呼吸が浅い，息苦しく感じることがある
- □ 体の動きが重く感じる
- □ 風邪でもないのに，くしゃみや咳をすることが多い
- □ 手や指がやけに震える
- □ 周囲の音に鈍感になっている気がする
- □ 体が火照る
- □ 鏡をみると，自分の目は充血していて，生気がない
- □ 脈が速くて弱い
- □ 最近，体重が急に増えた／減った

下の欄に，これまであなたがアルコールや薬物を乱用していたことと関係があると思われる生活上のトラブルを三つ書き出してみてください。

　（たとえば，仕事を解雇された，離婚した，借金を抱えてしまった，など）

1. _____

_____

2. _____

_____

3. _____

_____

あなたがアルコールや薬物を乱用することは，これまで人間関係にどのような影響を与えていたでしょうか。以下の人たちとの関係がどのように変わってしまったか，思いつくだけ書き出してみてください。

親：

_____

_____

兄弟姉妹：

_____

_____

恋人：

_____

_____

妻／夫：

_____

_____

友人：＿＿＿＿＿＿＿＿＿＿＿＿＿＿＿＿＿＿＿＿＿＿＿

＿＿＿＿＿＿＿＿＿＿＿＿＿＿＿＿＿＿＿＿＿＿＿＿＿

上司や同僚：＿＿＿＿＿＿＿＿＿＿＿＿＿＿＿＿＿＿

＿＿＿＿＿＿＿＿＿＿＿＿＿＿＿＿＿＿＿＿＿＿＿＿＿

　あなたはこれまで，アルコールや薬物を使うために，どれだけのお金を使ってきたでしょう。推定の金額を書いてみてください。

　　　先月はいくらくらい使いましたか？　　　約＿＿＿＿円

　　　去年は1年間でいくらくらい使ったでしょう？

　　　　　　　　　　　　　　　　　　　　　　約＿＿＿＿円

　　　これまでの人生全体ではいくらになるでしょう？

　　　　　　　　　　　　　　　　　　　　　　約＿＿＿＿円

あなたはこれまで，以下のことのために，どれだけのお金を使ってきたでしょう。推定の金額を書いてみてください。

アルコールや薬物を使った結果，定期的に通院しなければならなくなった病院の治療費は毎月いくらくらいになるでしょう？

約　　　　　円

最近，アルコールや薬物を使った結果，入院したことがある方の場合，入院治療費は，いくらくらいだったでしょう？

約　　　　　円

これまであなたが支払ってきた罰金や弁護士費用，裁判費用，慰謝料や賠償金などは，全部でいくらくらいになるでしょう？

約　　　　　円

もしあなたが上の欄で書いた金額全部を今，持っていたら，そしてそのお金をアルコールと薬物以外なら何に使っても良いとしたら，あなたは何に使いたいですか？

_____

_____

_____

_____

もしあなたがアルコールや薬物を一切使わずにすむようになったとしたら，あなたの人生はどのように良くなるでしょうか？　書き出してみてください。

1. 親子関係は？

2. 恋人や配偶者との関係は？

3. 友人関係は？

4. 学校や仕事は？

5. 経済的問題や健康問題は？

第5章 あなたの人生に対する解離性障害の影響

解離は記憶や自分のアイデンティティに大きな影響を与えてしまうので，あなたの家庭生活や友人関係，仕事，体の健康など，人生全体が大混乱に陥ってしまうことがあります。以下の質問に答えていくと，あなたの解離症状があなたにどのような影響を与えてきたかがわかるようになるでしょう。あなたが書き込んだ答えは，きっとあなたの治療や援助を担当している周囲の人々にとっても役に立つと思います。

回復のためにできること

　以下の質問に対して，あなたに当てはまる答えの□欄にチェックを入れてください。何か追加情報やコメントがあれば，余白に書き込んでおくとよいでしょう。

第 5 章　あなたの人生に対する解離性障害の影響

	はい	いいえ	わからない
自分は記憶が大きく飛ぶことがある	☐	☐	☐
自分には何時間も何日も覚えていない記憶の空白地帯がある	☐	☐	☐
ときどき，自分が誰なのか分からなくなり，自分の名前や住所などの重要な個人情報を思い出せないことがある	☐	☐	☐
ときどき，自分自身を自分の体から遠く離れた場所で眺めていたり，まるで映画を見ているように自分を見ている感じがする	☐	☐	☐
ときどき，自分の体の一部が自分のものではなかったり，体の一部が消えてしまったのではないかと感じることがある	☐	☐	☐
ときどき，自分は二人いて，一人は普段の生活を送っていて，もう一人はただ眺めているだけのように感じることがある	☐	☐	☐
ときどき自分の考えや感情，行動などが誰かにコントロールされている感じがする	☐	☐	☐
ときどき，よく知っているはずの人や場所がわからなくなったり，現実の人や場所ではない感じにおそわれることがある	☐	☐	☐
ときどき，自分の心の中で誰かと誰かが戦っている感じがする	☐	☐	☐

	はい	いいえ	わからない
ときどき，自分がどうやって今いる場所にたどり着いたのか，なぜ今ここにいるのか，わからなくなることがある	☐	☐	☐
ときどき，自分は全く違う人間のように行動したり，急に赤ちゃんみたいになってしまうことがある	☐	☐	☐
ときどき，自分とは違う名前を書いていたり，他の人たちが自分を違う名前で呼ぶことがある	☐	☐	☐
自分の持ち物の中で，なぜそれを持っているのか自分でもわからない物がある	☐	☐	☐
そきどき，わけもわからず自分の気分がクルクル変わることがある	☐	☐	☐
ときどき，自分の気分ごとに違う名前を自分で勝手につけていることがある	☐	☐	☐
ときどき，自分の頭の中で一人かそれ以上の声が聞こえてきて，あれこれと命令してくることがある	☐	☐	☐
ときどき，自分の心の中で誰かと会話していることがある	☐	☐	☐

上でチェックをつけた問題は，あなたの人生にどのような影響を与えてきたでしょうか？（たとえば，仕事をすぐクビになってしまう，すぐに友人とケンカ別れしてしまう，など）思いつくものを三つ書き出してみてください。できるだけ詳しく，前後の状況も含めて書いておくと，後で役に立ちます。

1. _____
   _____
   _____

2. _____
   _____
   _____

3. _____
   _____
   _____

逆に，解離を起こすことは，あなたの人生にとって，これまでどのように役に立ってきたでしょう？（たとえば，辛く苦しい時期を乗り越えることができた，苦しみや痛みを感じずにすんだ，など）思いつくものを三つ書き出してください。できるだけ詳しく，前後の状況も含めて書いておくと，後で役に立ちます。

1. _____

   _____

2. _____

   _____

3. _____

   _____

第6章 回復への船旅

あなたが回復していく道のりは、四本の帆に風を受けて進んでいく帆船にたとえることができます。一本一本の帆は回復に必要な四つの次元を表しています。それらは、身体の回復、心の回復、生活環境の回復、そして生きる意味の回復です。

「身体の回復」という帆

　「身体の回復」という帆は、あなたの体をもとの正常な健康状態に戻す必要があることを象徴しています。アルコールや薬物を使い続けているうちに、あなたの心と体は汚染されていきます。けれども、その気になれば、自分の体からアルコールや薬物がもたらした汚染を除去することは不可能ではありません。アルコールや薬物を使うことをやめ、バランスの取れた食事をとり、無理のない運動をしたり、適度に心と体に休養を与えてあげたりすれば、しばしば驚くほど短期間のうちに、あなたの体はもとの健康な姿を取り戻すことができるのです。

回復のためにできること

　あなたがアルコールや薬物を使うことで，自分の心と体にどんな悪い影響が生じてきましたか？(たとえば，二日酔いや「切れ目」のイライラ感など) 思いつくものをすべて書き出してみてください。

_____

_____

_____

_____

_____

_____

_____

次に,あなたがアルコールや薬物を使わなかったら,体の調子はどのように良くなるでしょう？（たとえば,二日酔いがなくなる,やる気が出てくる,など）思いつくものを三つ書き出してみてください。

1. _____

2. _____

3. _____

以下の三つの健康上の問題のうち，あなたに当てはまるものはありませんか？　もしあれば，その問題を引き起こしている原因は何でしょう？　思いつくものをすべて書き出してみてください。

「食事の問題」の原因（たとえば，ファーストフードばかりを食べ過ぎる，決まった時間に食事を摂らない，など）

_____

_____

「睡眠の問題」の原因（たとえば，夜更かしをする，十分な睡眠を取らない，など）

_____

_____

「運動の問題」の原因（たとえば，テレビばかり見ている，一度決めた運動の習慣をすぐにサボってしまう，など）

_____

_____

「食事の問題」を解決するために，あなたにできることは何でしょう？　思いつくものを三つ書き出してみてください。（たとえば，バランスのとれた食事を摂るように気をつける，コレステロールや脂肪分の多い食事を避ける，カロリーの摂りすぎに気をつけて，健康な体重を維持する，など）

1. _____

2. _____

3. _____

「睡眠の問題」を解決するために，あなたにできることは何でしょう？　思いつくものを三つ書き出してみてください。（たとえば，起床時間を決める，毎日7～8時間は必ず寝るようにする，など）

1. _____
2. _____
3. _____

「運動の問題」を解決するために，あなたにできることは何でしょう？　思いつくものを三つ書き出してみてください。（たとえば，フィットネスクラブに入会する，一緒に運動してくれる友人を見つける，など）

1. _____
2. _____
3. _____

あなたが，上の欄で三つずつ挙げた解決策の中から，それぞれ一つずつ，あなたがすぐに実行できそうなものを選んで書いてください。それが今日から，あなたの行動目標になります。

　私の「食事の問題」解決法は

_____

_____

　私の「睡眠の問題」解決法は

_____

_____

　私の「運動の問題」解決法は

_____

_____

「心の回復」という帆

　「心の回復」という帆は，こんがらがってしまった考えや感情を整理整頓し，悪循環にはまってしまう行動パターンを良い循環に戻していくために，治療を受けることを象徴しています。具体的な治療法としては，さまざまなタイプの個人療法や集団療法があります。

回復のためにできること

　あなたは，ときどき「後ろ向きで自分を責める」思考パターンにはまってしまうことはありませんか？　もしあれば，思いつくものを三つ書き出してみてください。（たとえば，「自分は人を傷つけるダメな人間だ」「どうせ自分は頭が悪い／可愛くない／才能がない」など）

1. _____

2. _____

3. _____

あなたが上に書いた三つの思考パターンに対して，逆の「前向きで自分をほめる」思考パターンを書いてみましょう。（たとえば，もしあなたが「自分は人を傷つけるダメな人間だ」と書いたなら，その逆パターンとして「時には自分自身や他人を傷つけてしまうことがあるけれど，少しずつ上手なやり方ができるように学んでいくことができる」と書くことができます）

1. _____

   _____

2. _____

   _____

3. _____

   _____

あなたがアルコールや薬物をやりたくなる時，どんな気分のことが多いでしょうか？　アルコールや薬物の引き金となるような気分として，思いつくものを三つ書いてみてください。（たとえば，むかついた時，すごく緊張している時，など）

1. _____

_____

2. _____

_____

3. _____

_____

上に挙げた三つの気分に，あなたがなってしまった時，アルコールや薬物を使う以外にあなたができることを書き出してみましょう。（たとえば，もしあなたが「むかついた時」と書いていたなら，それに対して「酒を飲んだり，薬をやるのではなく，日記に嫌な気分のことを書くことで気分をまぎらわせる」と書くことができます）

1. _____

　_____

2. _____

　_____

3. _____

　_____

あなたが重複障害から回復するためには，あまり良くないことを知りつつ，ついはまってしまう行動パターンはありませんか？ 思いつくものを三つ書き出してみてください。(たとえば，飲み友達や薬物つながりの友人と遊び歩いてしまう，何もやることがない暇な時間を作ってしまう，など)

1. _____

_____

2. _____

_____

3. _____

_____

上に挙げた三つの回復に妨げとなる行動パターンのそれぞれに対して，反対に回復に役立つ行動パターンを書いてみましょう。（たとえば，もしあなたが「何もやることがない暇な時間を作ってしまう」と書いたなら，それに対して「アルコールや薬物をやってしまわないように，他の健康的な活動でスケジュールを埋める」と書くことができます）

1. _____

   _____

2. _____

   _____

3. _____

   _____

「生活環境の回復」という帆

　「生活環境の回復」という帆は，あなたの生活習慣や，可能なら，あなたの生活環境そのものを変えていく必要性を意味しています。私たちは，一人では生きられません。さまざまな人たちに囲まれて生き，周囲の人たちに影響を受けながら暮らしています。影響は良いものも，悪いものもあるでしょう。あなたの回復のためには，あなたに影響を与えている人間関係や生活環境に目を向け，良いものと悪いものを見分けていかなければなりません。

第6章 回復への船旅

回復のためにできること

あなたが生活している環境の中で，あなたの重複障害に悪影響を与えている可能性があるものを，いくつか書き出してみてください。

家庭環境で影響をあたえているもの（たとえば，両親が自分を信じてくれない，など）

1. _____

2. _____

3. _____

75

学校／職場環境で影響をあたえているもの（たとえば，仕事がつまらない，学校の勉強が難しすぎる，など）

1. _____
2. _____
3. _____

恋人／親友／配偶者環境で影響を与えているもの（たとえば，夫／妻と最近全然うまくいっていない，など）

1. _____
2. _____
3. _____

上に三つずつ挙げた，回復に悪影響を与えている可能性のある事柄のうち，あなたが一番気になるものを一つずつ選んで，その事柄を解決していく上で役に立ちそうなことを書いてみましょう。(たとえば，あなたが「家庭環境」の欄に「両親が自分を信じてくれない」と書いたなら，解決策として「自分が信用できるということを今後，行動で示すことができれば，両親はもう少し自分に自由にさせてくれるかもしれない」と書くことができるでしょう。もしあなたが「配偶者環境」の欄に「夫／妻と最近全然うまくいっていない」と書いたのなら，解決策として「少し頭を冷やして，相手の言うことにもっと耳を傾けてみよう」と書くことができます)

1. 家庭環境の問題に対する解決策

_____

_____

_____

2. 学校／職場環境の問題に対する解決策

_____

_____

_____

3. 恋人／親友／配偶者環境の問題に対する解決策

_____

_____

_____

最後に，上に挙げた三つの解決策を，具体的に実現していく方法について，三つの段階に分けて，順序よくまとめておきましょう。

　家庭環境の問題：解決策を具体的に実現していく方法

　①まず　　＿＿＿＿＿＿＿＿＿＿＿＿＿＿＿＿＿＿＿＿＿

　②次に　　＿＿＿＿＿＿＿＿＿＿＿＿＿＿＿＿＿＿＿＿＿

　③最後に　＿＿＿＿＿＿＿＿＿＿＿＿＿＿＿＿＿＿＿＿＿

　学校／職場環境の問題：解決策を具体的に実現していく方法

　①まず　　＿＿＿＿＿＿＿＿＿＿＿＿＿＿＿＿＿＿＿＿＿

　②次に　　＿＿＿＿＿＿＿＿＿＿＿＿＿＿＿＿＿＿＿＿＿

　③最後に　＿＿＿＿＿＿＿＿＿＿＿＿＿＿＿＿＿＿＿＿＿

恋人／親友／配偶者環境の問題：解決策を具体的に実現していく方法

①まず _____

②次に _____

③最後に _____

「生きる意味の回復」という帆

　4本目の帆は，「生きる意味の回復」という帆です。この帆は風を受けると，私たちの心と命を癒す力となってくれます。この帆さえあれば，たとえ他の3本の帆が嵐によって引きちぎられてしまったとしても，回復に向けて船は前に進み続けることができるのです。

回復のためにできること

　あなたにとって，生きる力となり，人生を導いてくれる大切な存在とは何でしょうか？　それは今，存在しているものでも，過去に存在していたものでもかまいません。それは人によって，心の奥底にあって目に見えないものかもしれませんし，心の支えとなってくれた本かもしれません。あるいは，心に響くアドバイスをくれた学校の先生という人もいるでしょう。あるいは哲学者や小説家が紡ぎ出した智慧の言葉があなたの心に残っていて，人生の辛く暗い日々を乗り越えていく道すがら，希望の光となってくれたかもしれません。あなたが思いつく「大切なもの」を書き出してみてください。

_____

_____

_____

_____

上にあなたが書いた「大切なもの」は，かつてあなたの人生のどんな場面で心の支えとなってくれたのでしょうか？　具体的な過去の例を三つほど思い出してみてください。

1. _____

2. _____

3. _____

　あなたの「大切なもの」が今，そして将来，あなたにとって助けとなるとしたら，どのような場面で支えとなってくれるでしょうか？　具体的な例を三つほど想像してみて書きとめておきましょう。

1. _____

2. _____

3. _____

あなたが今，心の支えとなるような「大切なもの」を持っていないのなら，患者同士が集まってお互いを支えあう自助グループやリハビリ施設の集まりに参加する，カウンセリングを受ける，信頼できる親友に悩みを聞いてもらう，などといった方法で心の支えを見つけることができるでしょう。あなたなら，どんな方法を試してみたいですか？

_____

_____

_____

訳注1）　自助グループや依存症リハビリ施設の詳細については，以下のインターネットサイトを参照してください。
【アルコール依存】
  • アルコホーリクス・アノニマス（AA）http://www.cam.hi-ho.ne.jp/aa-jso/
  • 断酒会 http://www.dansyu-renmei.or.jp/
  • マック（MAC）http://homepage2.nifty.com/minowa-mac/mac1.html
【薬物依存】
  • ナルコティクス・アノニマス（NA）http://najapan.org/
  • ダルク（DARC）http://www.yakkaren.com/zenkoku.html
【感情のコントロールがうまくいかない人々】
  • イモーションズ・アノニマス（EA）http://homepage1.nifty.com/ea_japan/

上で挙げた心の支えは，具体的にどのような手順を踏んだら，手に入れることができるでしょうか？ 以下に三つの段階を書き出してみましょう。特に，最初のステップには1カ月以内に実行可能なことがらを書いてください。そして，自分自身に誓いを立て，確実に実行に移すことが大切です。

①まず _____

_____

②次に _____

_____

③最後に _____

_____

第7章 日記をつける

その日に起こった出来事や，あなたが考えたり感じたりしたことを日記に記録することも，回復に役立つ治療法の一つです。アルコール・薬物依存症と解離性障害のどちらも，あなたの記憶力に大きな障害をもたらすからです。日記をつけることには，以下のような利点があります。

- あなたの治療がどの程度，進んでいるのか，記録することができます
- あなたの回復にとって，どのような方法が一番有効か，確認することができます
- あなたにとって，どのような事柄が再発に結びついてしまうのか，見つけやすくなります
- あなたの主治医やカウンセラーに日記の一部を見せることによって，治療に役立つかもしれません

　それだけではありません。もしあなたが解離性同一性障害に罹患しているのなら，日記を介して，あなたの中にいる他の交代人格とコミュニケーションを取ることもできます。交代人格によっては，文字による対話の方が連絡を取りやすいこともあ

ります。さらに、ときおり解離を起こして、その間の記憶がない人にとっては、日記を読み返してみることで、現実世界とのつながりを取り戻し、自分のアイデンティティを再確認することができるのです。

回復のためにできること

あなたがもし日記をつけ始めたら、どのような良い効果が期待できるでしょうか？ 前のページに書いてあったことを参考にしてもかまいません。あなたなりに考えられる利点を三つ書いてみてください。

1. _____

2. _____

3. _____

日記をつける気になってきましたか？ 実際に日記をつける際には，以下のアドバイスを参考にしてください。

- 大きめの紙（A4 程度がちょうど良いでしょう）のリングファイルやルーズリーフ型のノートを使った方が，書きやすく，日記が長続きします。
- 日記を毎日の日課にしましょう。たとえば夕食の後とか，寝る前とか，一日の特定の時間を日記の時間に決めてしまいましょう。そして日記をつける場所は，当然のことながら，一人きりになれて，落ち着いて書くことができる静かな所を選びましょう。
- 最低でも日記をつける際には，10 分程度の時間は確保してください。もちろん，日記をつけることが楽しくなってくれば，もっと長い時間をかけてもかまいません。
- その日の日記の1行目には，日付を書き，最後の行にはあなたの名前を必ず書いてください。
- 「字がきれいじゃない」とか，「漢字が間違っているかも」，とか全然気にする必要はありません。あなたが見せようと思わない限り，他人が見るものではないのですから，気楽に書きましょう。

- とにかく思いつくことなら何でも書いてしまいましょう。自分が書いたものを後から読み直して，書きかえたり，消してしまいたくなる衝動を抑えてください。頭に自然に浮かんでくることを，そのままノートに流し込んでいくことがとても大切なのです。

回復のためにできること

　さあ，では実際に日記をつけてみましょう。ノートの用意はできましたか？　まず1行目に今日の日付を書いてください。今日一日，あなたはどのように過ごしましたか？　あなたは何を考えていましたか？　あなたがすごく興奮したこと，あるいは何だかわからないけれども，とても怖く感じたこと，何でもかまいません。どうしても何を書いたらよいか思いつかない場合は，次のページにいくつか日記のテーマが書いてありますので，参考にしてみてください。テーマに対する質問を読んでいるうちに，あなたも刺激されて考えが浮かんでくるかもしれません。もちろん，それらの質問にあなたが縛られる必要はありません。書く量はたくさんでも，ちょっとでもかまいませんが，最低でも一日10分くらいは日記に時間をかけるようにしてください。

- 今日，良い（悪い）ことがあった。それはどんなことでしたか？　どんなふうに起こったのですか？　なぜそんなことが起こったのでしょう？　そのことに誰か関係していましたか？　それはどこで起こったのですか？　いつ，何時頃起こったのでしょうか？

- 今日は，自分の回復に向けて一歩治療が進んだ感じがする。どんな点であなたは進歩したのでしょう？　それはどのようにして達成できたのですか？　誰かが助けになってくれましたか？

- 今日，すごく強烈な感覚におそわれた。それはどんな感覚でしたか？　そのような感覚が生まれるきっかけとなったことは，どんなことだったのでしょうか？　そのような感覚が生まれた時，あなたはどこに居ましたか？　そのような感覚におそわれた時，あなたはどのような気持ちになりましたか？　そのような感覚におそわれた後，あなたはどんなふうになってしまいましたか？　同じような感覚に今後，またおそわれた時，あなたなら，次はどうしますか？　何か対策は考えられますか？

- 人間関係で今日はいろいろあった。その人間関係とは，誰が関係していることですか？　その相手とあなたとの関係はどのような関係だったのですか？　今日は何が起こったの

でしょう？　どうしてそのようなことが起きてしまったのでしょう？　きっかけは何だったのでしょう？　それが起きた場所はどこでしたか？　今日，何時頃，それは起こったのですか？　それが起きたことで，今後，あなたとその人との関係はどう変わってしまうでしょう？

　日記が長続きするコツは，できるだけ正直になることです。回復に向けて，あなたはこのワークブックを利用していますが，誰にも気を遣う必要などありませんから，正直にこの治療を続けることに対する，あなたの感想も書いてみてください。治療の進み具合はどうですか？　何かご自分で変化を感じることがありますか？　あなたを助けてくれる周囲の人々のことを，どう思いますか？　あなたが自助グループやリハビリ施設に通っているなら，グループの仲間たちについては，どうですか？　自助グループで学んだ12ステップについては，どう思いますか？

　自助グループやリハビリ施設，病院，カウンセリング，何でもかまいませんが，あなたが今日，受けてきた治療の内容や，その結果，あなたがどう変わったか，変わらなかったか，書き留めておきましょう。もし，自助グループや病院の診察，予定していた活動な

どに行けなかったなら，その理由について，そして行けなかったことに対するあなたの正直な感想について，書き記しておきましょう。最後に，たとえば食欲や睡眠のパターンなど，あなたの普段の生活で何か変わったことがあったなら，それも日記に記録しておきましょう。

回復のためにできること

　もし，あなたがすでに以前から日記をつけ続けている方なら，何週間か何ヶ月か前の記録から読み返してみてください。何か，あなたの感覚や活動で変わった点に気づくことはありませんか？　回復に向けて努力しつづけることに対して，もっと積極的になっていたり，逆に消極的になっていたりするかもしれません。日記を読み返しながら，自分の変化に気づいたなら，それも日記に書き留めておきましょう。ご自分の変化は，内容によっては再発の危険性を知らせてくれる大事なサインでもあるのです。

第8章 絵を描いてみませんか？

絵やイメージを通して自分を表現することが好きな人は，決して少なくありません。どんなに簡単な絵でも，時にはそれが私たちの心の奥底にある真実を映し出していたり，私たちに起こった事件を雄弁に物語っていたりすることがあります。芸術家のように上手に絵が描けなくてもかまいません。何を描いた絵なのかよく分からない絵でも，全然かまいません。さあ，絵を通して自分を表現することを楽しんでみませんか？

回復のためにできること

もし,あなたが自分の重複障害や,回復に向けた道のりにまつわる絵を描いてみたとしたら,どのような良い変化が期待できるでしょうか? 思いつくものを三つ,書き出してみてください。

1. _____

_____

2. _____

_____

3. _____

_____

さあ，実際に絵を描いてみましょう。画用紙か，何か白紙を用意してください。近所の文房具店で安いスケッチブックを買ってくるのもよいでしょう。まずは鉛筆で描き始めてください。いずれは，色鉛筆やクレヨン，マジックペン，絵の具などを使ってもかまいません。絵を描いたら，かならず日付と自分の名前を片隅に書きとめるようにしましょう。そしてできれば，描いた絵は専用のクリアファイルなどに保管しておくと便利です。

　何を描いたらよいか，全然思いつかなくて困っていますか？　それなら，以下のヒントを参考にして，思いのままに鉛筆を動かしてみてください。

- 自分の顔
- 家族の顔
- 私の宝物
- 私の目を通して見える風景
- 子ども
- 親友
- 私にとって癒しになる物や風景

- 私と世界
- 私の心の中の世界
- 感情（たとえば，怒り，喜び，恐れ，など）

解離性同一性障害の方へ

　しばしば解離性同一性障害を克服していく上で，あなたの複数の交代人格を束ねて一人の人格へと統合する治療が必要になることがあります。しかし統合の作業を成功させるには，そもそもどのような交代人格がいて，あなたが辛い日常を何とか生き延び，生活が破綻しないために，それらの交代人格がどのように役立っていたのか，そして交代人格同士がどのような関係なのかを，あらかじめ知っておく必要があります。

　日記をつけたり，絵を描いたりすることは，時にそのような交代人格がいることを気づかせてくれます。たとえば，交代人格が幼児の場合は文字が書けませんから，絵を描いてみることで，ようやくその存在が確認できる場合があります。また，普段は全く気づかれないものの，日記や手紙の中だけに現れてく

る交代人格もあります。交代人格の種類によっては，現れてくる絵や文章の内容がとても恐ろしく，暴力的だったりする場合がありえますから，心の準備をしていてください。もちろん，逆にとても良いアドバイスを含んだ手紙をくれたり，心の安らぎになるようなすてきな絵を描いてくれたりする交代人格もいます。

　何か日記や絵の内容について，あなたが気になったり，気づいたりしたことがあったら，できるだけ主治医やカウンセラーなど，あなたの援助者に伝えるようにしてください。きっと彼らはあなたが話してくれたことについて，その意味を教えてくれるでしょうし，今後の治療に活かしていってくれるでしょう。治療者によっては，交代人格の「地図」あるいは関係図を描いてくるように，あなたに宿題を出すかもしれません。交代人格の「地図」とは，あなたが知っている交代人格を全員書き出して，あなたとの関係や，交代人格同士の関係を矢印などで分かりやすく示したものです。

第9章 回復に向けた計画

主治医やカウンセラーなど，あなたの援助を担当している人々との話し合いを通じて，解離性障害とアルコール・薬物依存症の二つの障害から回復するための治療計画を立てておいた方がよいでしょう。そして治療計画を立てる際には，専門家による治療と自助グループを中心とした回復プログラムの両方を組み合わせることをお勧めします。忘れてはならないことは，あなたと100％同じ病気を持っている人は世界中探しても一人もいない，という点です。つまり，あなたの病気の治療法は，当然，他の人たちの治療法といろいろな点で違っていたとしても不思議ではありませんし，あなたの病気でうまくいった治療法が，似たような病気を持っている他の患者さんたちにも同じように有効であるとは限りません。

　ただ，重複障害の患者さんたちの回復プログラムの内容は，たいていは以下の要素を一部，または全部含んでいることが多いものです。

- 自助グループの（とくに12ステップに基づく）プログラム
- 個人精神療法やグループ療法
- 家族療法，家族教室
- デイケアや，リハビリ施設で行われている昼間のグループミーティング
- 入院治療（緊急時，特に自殺や他者への暴力の恐れが強い時）

回復のためにできること

　あなたの援助を担当している人たちと相談して決定した治療計画をまとめておきましょう。どこで，どれくらいの期間，どのような治療を受けるのか，あなたの援助者は誰なのか，一日の過ごし方（スケジュール）の内容はどのようになっているのかなど，できるだけ詳しく書き留めておきましょう。

_____

_____

_____

_____

_____

_____

次に，簡単で結構ですから，あなたが治療を受けることで達成したい目標（どれくらい回復して，どのように生きていきたいのか）をまとめておきましょう。

_____

_____

_____

_____

「しらふ」でいること

　あなたが重複障害から回復していくためには，最終的にアルコールや薬物（主治医から治療のために処方してもらった薬は除きます）を完全にやめて，「しらふ」になる必要があります。もちろん，回復の道すがら，あなたはきっとアルコールや薬物に対する欲求を強く感じることがあるでしょう。アルコールや薬物に対する使用欲求は，それを実際に目で見てしまったり，においを嗅いだり，あるいはアルコールや薬物を昔よく使っていた場所に出かけていったり，飲み友達や薬物つながりの知人などと出会うことなど，さまざまな条件が引き金になって生じます。特に，解離を起こしている最中は，アルコールや薬物の使用欲求も高まります。このような突然の使用欲求に対処していくためには，あらかじめ対策を準備しておく必要があります。

回復のためにできること

　アルコールや薬物を使いたい欲求があなたに生じた時，そのまま使ってしまわないために，あなたが取るべき対処行動を三つ書き出してみてください。(たとえば，自助グループの仲間やリハビリ施設のスタッフ，病院の職員や家族などに電話をする，気分転換のために運動をする，など)

1. _____

_____

2. _____

_____

3. _____

_____

ストレスに対処する

　どんなに避けようと思っていても，たとえばパーティーで親友から薬物を勧められたり，会社の飲み会や親族の集まりで酒をつがれてしまったりすることはありえます。入学試験や学校で進級がかかった試験を受ける時，あるいは職場で上司からプレッシャーをかけられた時なども，ストレスがあまりに辛すぎて，あなたは再びアルコールや薬物をやりたくなってしまうかもしれません。実際にそのような状況に出会う前に，あらかじめ起こりうるトラブルを予測し，心の準備をしておくと，意外とアルコールや薬物を使わずに済むものです。

回復のためにできること

　あなたはアルコールや薬物を使いたくなるようなストレスにさらされた時，どのように対処しますか？　考えられる対策を三つあげてみてください。(たとえば，あらかじめ薬物を使う友人が来ると分かっているパーティーには出席しない，酒を勧められたら「体調が悪くて，最近はお酒を飲まないようにしているんです」と言って丁寧に断る，プレッシャーにつぶされそうになったら「今はとっても辛い状況だけど，とりあえず今日一日だけは，何とか酒や薬物無しでやってみよう。明日のことは，明日考えよう」と自分に言い聞かせる，など)

1. _____

_____

2. _____

_____

3. _____

_____

スケジュール作り

　暇な時間が多すぎて，退屈している時，アルコールや薬物を使いたいと思ったことはありませんか？　アルコールや薬物の再乱用を防ぎ，いつまでも健康でいるコツは，やりがいのある，楽しい活動でいつも忙しくしていることです。

回復のためにできること

　次のページにある1週間分の「スケジュール表」を完成させてください。夜の睡眠時間は，最低でも7時間以上は確保してください。もし昼間にぽっかりとスケジュールの穴が空いてしまったら，あなたの家族やリハビリ施設のスタッフに，どのようにしたら暇な時間を埋めることができるか，相談してみましょう。記入欄が小さすぎたら，拡大コピーをしてから書き込んでください。

第9章　回復に向けた計画

スケジュール表

	日曜	月曜	火曜	水曜	木曜	金曜	土曜
7AM							
8AM							
9AM							
10AM							
11AM							
12PM							
1PM							
2PM							
3PM							
4PM							
5PM							
6PM							
7PM							
8PM							
9PM							
10PM							
11PM							
12PM							

目標を設定する

　回復の歩みを続けていくためには、自分が目指すべき目標を設定することが不可欠です。目標を設定することで、自分は何のために、どこに向かって歩いているのかがわかりますし、自分のエネルギーを効率的に目標の達成へと注入することができます。そして目標が達成されれば、あなたは自分の能力への自身を深め、満足感を得ることができます。これはアルコールや薬物を使っていては絶対に得られない感覚です。目標は、たとえば「今日中に家事を終える」「友人に連絡を入れる」などといった短期的な、比較的簡単なものから、「習い事を始める」「新しい趣味を覚える」など、長期的である程度エネルギーを必要とするものまで、さまざまです。

回復のためにできること

今から1週間以内にあなたが達成できそうな目標を一つ設定してみましょう。

_____

_____

あなたが設定した目標を達成するために，やるべきことを，三つの段階に分けてまとめておきましょう。

①まず _____

_____

②次に _____

_____

③最後に _____

_____

今から１カ月以内にあなたが達成できそうな目標を一つ設定してみましょう。

_____

_____

あなたが設定した目標を達成するために，やるべきことを，三つの段階に分けてまとめておきましょう。

①まず _____

_____

②次に _____

_____

③最後に _____

_____

再発の危険サイン

　依存症は何年経っても，常に再発の危険性から逃れることができない病気です。一方，解離性障害は，多くの場合，ほぼ完治することのできる病気ですが，人間関係や生活環境の変化によっては，解離症状が再発する危険性もまったく無いわけではありません。

　再発は，ある日突然発生する事故なのではありません。それは少しずつ始まり，いくつもの誤った行動パターンが積み重なっていって最後にはっきりと目に見えるようになるプロセスなのです。再発に対処する一番効果的な方法は，予防です。再発を予防することとは，その先に待っているトラブルを前もって教えてくれる危険サインを見落とさないことです。

　自助グループでは，しばしば英語の頭文字をとって，四つの最も重要な危険サインを教えてくれます。それは日本語で「止まれ！」を意味する「HALT（ハルト）」です。「H」は「空腹」を意味する「hungry」，「A」は「怒り」を意味する「angry」，「L」は「孤独」を意味する「lonely」，「T」は「疲れ」を意味する「tired」の頭文字です。お腹がすいていると，つい空腹をお

酒でまぎらわしたくなることがありますし，怒りを感じると，何とかむしゃくしゃした気分を和らげようとして薬物に手をだしてしまうこともあります。同じように，孤独感や疲労感などの嫌な気分もまた，アルコールや薬物への使用欲求の引き金になってしまうものです。

回復のためにできること

　あなたにとって，アルコールや薬物を使いたくなる危険サインや状況は何でしょう？　思いつくものを三つあげてください。

1. _____

2. _____

3. _____

　それらの危険サインに気づいた時，あなたができる対処行動は何でしょう？　思いつくものを三つあげてください。(たとえば，自助グループの仲間や家族に電話する，気分転換に散歩しにいく，など)

1. _____

2. _____

3. _____

あなたにとって，解離を引き起こす可能性のある危険サインや状況は何でしょう？　思いつくものを三つあげてください。

1. _____

2. _____

3. _____

それらの解離の危険サインに気づいた時，あなたができる対処行動は何でしょう？　思いつくものを三つあげてください。

1. _____

2. _____

3. _____

12ステップ・プログラムについて

　回復のための12ステップ・プログラムとは，もともとアルコーホーリクス・アノニマスというアルコール依存症患者のための自助グループで作り出されたものです。今日では，アルコールだけに限らず，他の薬物依存症や，故意に自分の健康を害するさまざまな心の病気に応用され，多くの人々の回復に役だってきました。12ステップは，依存症という病気の再発を防いでいくために絶対必要な「生きる意味の回復」[訳注1]を実現する上で，とても効果的です。12ステップでは，長く苦しい道のりを自分より先に歩んできた依存症の仲間たちから，回復に必要な力と心の支え，理解を得ることができます。ミーティングでは，誰もが自由に自分の気持ちを包み隠さず語ることができます。そして，自分と同じような気持ちや問題を抱えながら頑張っている仲間たちの話に耳を傾けているうちに，自分自身の人生に対する新しい見方を獲得していくのです。重複障害を抱えている

訳注1）　12ステップでは「霊的な回復」と呼んでいますが，特定の宗教とは一切関係ありません。このワークブックでは誤解を避けるために，上記のような訳語を当てました。

人々も,ミーティングに参加し続けることで,アルコールや薬物に手を出さず,しらふでいつづけることは十分可能です。アルコールや薬物を止めることができれば,次に,そもそも依存症の発症に影響を与えた可能性のあるもう一つの精神障害の問題を解決していくことも容易になります。

　ただし,あなたが重複障害を持っているということは,12ステップだけでは不十分だということも忘れないでください。平行して,病院に通院して薬物療法を受けたり,カウンセラーの面接を定期的に受けたりしなければなりません。12ステップ・プログラムの中には,アルコールや薬物依存の問題だけでなく,重複障害にも対応可能なものもあります。あなたの援助者は,近くにあるそのような自助グループについて知っているかもしれません。ただ,残念ながら未だにそのような特殊なグループの数は限られているのが現状です。

訳注2)　たとえば感情のコントロールに問題がある人々のための自助グループであるイモーションズ・アノニマス(EA)。ホーム - ページのアドレスは63ページの訳注1を参照。

あなたを支えてくれる支援者のネットワーク

　回復のプログラムが長く続くものであることを考えると，あなたは途方に暮れてしまうかもしれませんが，心配要りません。あなたは一人ではないのです。あなたが必要としている支えを提供したいと思っている人は，あなたが思っているよりもずっとたくさんいます。それはあなたの家族や親友，あるいはあなたの治療を担当している援助者たちかもしれません。

　あなたが回復の道を歩き出したら，できるだけ早い内に，あなたを支えてくれる支援者のネットワークを作っておくことが重要です。あなたの精神障害について理解し，あなたがアルコールや薬物から離れて生活することを手伝ってくれる親友や親類は誰か，確認しておきましょう。（気をつけておかなければならないのは，一見，あなたを支えてくれるように見えて，実はあなたの回復の妨げとなってしまう人々です。たとえば，あなたを助けようと思って，あなたの依存症が止まっていないのにお金ばかりくれる人は，かえってあなたがアルコールや薬物を買い続けられるように意図せずして仕向けていることになります。あるいは，あなたを世話することが生き甲斐になって

いるような人の中には，無意識のうちに，あなたが病気から回復することを遅らせようとしてしまう人もいます）

　あなたを支えてくれる支援者のネットワークには，友人や親族だけでなく，ケースワーカーなど，病院やリハビリ施設の職員も含まれます。仕事を持っている人の場合は，上司や同僚も支援者として重要な役割を果たしてくれることがあります。そしてもちろん，あなたが自助グループに通っているのなら，グループの仲間たちも，あなたがアルコール・薬物から離れて暮らし続けるために欠かせない支援者と言えるでしょう。

回復のためにできること

　あなたの支援者ネットワークの連絡先一覧表を作っておきましょう。適当な紙を一枚，用意してください。その紙には，下の例のように3列の表を書いて，1列目には支援者・支援機関の名前を，2列目には電話番号を記入してください。3列目はメモ欄として，何か追加情報があれば記入してください。何枚かコピーを取って支援者に配り，自分でも常に持ち歩くようにしましょう。

支援者・支援機関の名称	電話番号	メモ

第10章

最後に一言

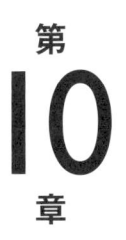

このワークブックに書かれている内容は，あなたの回復の道のり全体を見れば，小さな一歩かもしれません。けれども大切な一歩でもあります。これから何週間も何ヶ月も，このワークブックに自分で書き込んだことを見返してみてください。自分が以前書いた答えを読み直してみると，自分の回復がどの程度，前に進んでいるのか気づかせてくれますし，この先もずっとあなたを勇気づけてくれるでしょう。

　重複障害からの回復は，決して楽ではありません。にもかかわらず，あなたがそのような困難な課題に挑戦しようとしていることは，すでにあなたが強い意志の力と勇気を持っていることの何よりの証です。家族や親友，あるいはその他の支援者たちの応援を受けながら，そしてあなたの心の中にある決して尽きることのない回復の力(訳注1)を信じて，これからも旅を続けてください。その先には，安らぎと，生きる意味が，あなたを待っていることでしょう。

訳注1）　原著では"Higher Power"（ハイヤーパワー）という自助グループの用語が使われています。ハイヤーパワーは人智を超えた力を指し，「神」に近い言葉ですが，特定の宗教と関係しているわけではありません。自助グループになじみの薄い日本の読者の誤解を避けるため，ここでは訳者の判断で「回復の力」という訳語を当てています。

訳者あとがき

　このワークブックは，アメリカの伝統ある依存症治療施設 Hazelden で出版されている"Co-occurring Disorders Series"（重複障害シリーズ）の一冊，"Understanding Dissociative Disorders and Addiction 2nd ed."（A. Scott Winter 著）を翻訳したものです。対象としている読者は，アルコール・薬物依存症と解離性障害の二つの精神障害を持っている，いわゆる重複障害の成人患者さんです。内容は平易で，読み進んでいくうちに，依存症と解離性障害のどちらに関しても基本的な知識が自然と身につくような構成になっています。

　日本でも近年，児童虐待の増加に伴って，解離性障害に対する関心が高まりつつあります。解離性障害の3人に1人は，アルコール・

薬物依存症も併発している重複障害患者であると海外では報告されていますが，日本の臨床現場では両者をあわせ持っている重複障害患者に対する関心は未だ十分とは言えない状況です。

　患者さんが過酷な重複障害を抱えながら生きていく上で，本書が一助となり，またそのご家族や，各種援助職の方々にとっても，重複障害を理解し，適切な支援を行っていく上で役に立つことができれば幸いです。

[訳者略歴]

小林 桜児（こばやし おうじ）
独立行政法人国立精神・神経医療研究センター病院　医師

慶応義塾大学文学部哲学科卒業。信州大学医学部卒業。横浜市立大学附属病院での研修を修了後，NTT東日本伊豆病院精神科，神奈川県立精神医療センターを経て現職。

[著書]
「薬物・アルコール依存症からの回復支援ワークブック」（共著，金剛出版），『司法精神医学第3巻　犯罪と犯罪者の精神医学』（分担執筆，中山書店）

[訳書]
B・W・ウォルシュ『自傷行為治療ガイド』（共訳，金剛出版），K・ホートンほか『自傷と自殺』（共訳，金剛出版），A・R・ファヴァッツァ『自傷の文化精神医学』（共訳，金剛出版），など。

松本俊彦（まつもと としひこ）
独立行政法人国立精神・神経医療研究センター精神保健研究所　自殺予防総合対策センター副センター長／薬物依存研究部診断治療開発研究室長

佐賀大学医学部卒業。神奈川県立精神医療センター，横浜市立大学医学部附属病院精神科，国立精神・神経センター精神保健研究所　司法精神医学研究部室長などを経て現職。

[著書]
「薬物依存の理解と援助 ──『故意に自分の健康を害する』症候群」（金剛出版，2005），「自傷行為の理解と援助〜『故意に自分の健康を害する』若者たち」（日本評論社，2009），「アディクションとして自傷 ──『故意に自分の健康を害する』行動の精神病理」（星和書店，2011），「思春期臨床の考え方・すすめ方 ── 新たなる視点・新たなるアプローチ」（分担執筆，金剛出版，2007），「詳解　子どもと思春期の精神医学」（分担執筆，金剛出版，2008），「薬物・アルコール依存症からの回復支援ワークブック」（共著，金剛出版）など。

[訳書]
ウォルシュとローゼン「自傷行為〜実証的研究と治療指針」（共訳，金剛出版，2005），ウォルシュ「自傷行為治療ガイド」（共訳，金剛出版，2007），ホートンほか「自傷と自殺」（共監訳，金剛出版，2008），ファヴァッツァ「自傷の文化精神医学〜包囲された身体」（監訳，金剛出版，2009），ターナー「自傷からの回復〜隠された傷と向き合うとき」（監修，みすず書房，2009）など。

解離性障害と
アルコール・薬物依存症を理解するための
セルフ・ワークブック

2011年4月20日 印刷
2011年4月30日 発行

著 者　スコット・A・ウィンター
訳 者　小林 桜児・松本 俊彦
発行者　立石 正信

印刷・製本　あづま堂印刷
本文レイアウト・カバーデザイン　石倉 康次

発行所　株式会社 金剛出版
　　　　〒112-0005　東京都文京区水道1-5-16
　　　　電話 03-3815-6661

振　替　00120-6-34848

ISBN 978-4-7724-1194-3 C3011　　Printed in Japan©2011

薬物・アルコール依存症からの回復支援ワークブック

松本俊彦　小林桜児　今村扶美　著

　わが国は，すでに60年あまりにおよぶ深刻な覚せい剤乱用問題が続いている，国際的にも希有な状況にあります。しかし，精神科医療の現場では，薬物依存者の社会復帰のために有効な手立てを講じることができず，「招かれざる客」として薬物依存者をダルクやN.A.といった社会資源に委ねるか，司法的な問題として扱うことが少なくありません。本書は，著者ら3人が中心となって試行錯誤を繰り返しながら作り上げてきた薬物依存症治療プログラムである，「せりがや覚せい剤再乱用防止プログラム（Serigaya Methamphetamine Relapse Prevention Program ; SMARPP）」の教材を，アルコール依存症にも対応できるような加筆を施したワークブックです。急激な覚せい剤の乱用拡大を経験した米国で，認知行動療法を用いて開発された外来治療アプローチ，Matrix Modelを参考にして作られたこのワークブックは，依存症に関する28の簡単な質問やテーマについて考え，答えることによって，薬物依存者に疾患への理解を促し，治療動機を高め，同じ悩みをもつ仲間と新しい生き方を獲得する方途を提供します。また，経験の少ない専門職援助者にとっても，薬物依存者と対話を進めることのできる，一種のコミュニケーション・ツールとして役立つでしょう。

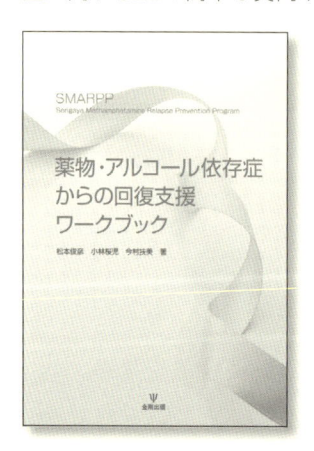

価格は消費税込み（5%）です

# アルコール・薬物依存臨床ガイド エビデンスにもとづく理論と治療

パウル・エンメルカンプ,エレン・ヴェーデル 著　小林桜児・松本俊彦 訳

　アルコール・薬物依存の問題は，しばしば社会問題として巷間の耳目を集めるが，その治療という観点は，強調された事件性の背後に隠されてしまう。また，治療に携わる専門家の多くも，これまで欧米で開発されてきたエビデンスに基づく治療法を積極的に導入してこなかった。

　本書では，物質依存についての専門的な治療理論とその応用例の記述に多くのスペースを割いており，中核的な依存症患者を治療へといかに動機づけ，治療につなぎとめていくか，という具体的かつ臨床研究の裏付けを持った方法論が数多く提示されている。アルコール・薬物依存の臨床では必発と言ってよい多剤乱用の問題や，うつ病など他の精神障害の併存についても詳しく触れており，症例を提示して具体的な治療過程を描写することで，エビデンスにこだわるとしばしば陥りやすい無味乾燥さを読み手に感じさせない構成になっている。

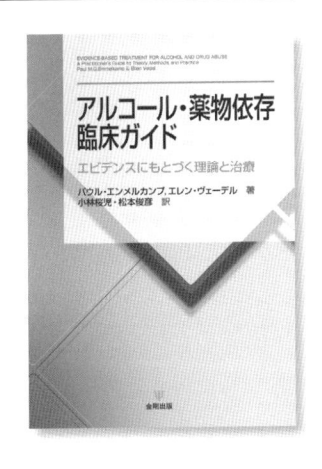

　物質依存に関わる臨床家・研究者はもちろんのこと，依存症の当事者とその家族，また，周辺で支える一般の人々にも大いに参考になる一書である。

　　第1章：物質乱用と依存の臨床的特徴／第2章：物質依存にどう介入するか
　　第3章：臨床研究にもとづく治療法の選択／第4章：症例提示
　　第5章：複雑化の要因／第6章：維持療法とフォローアップ戦略

価格は消費税込み（5％）です

薬物依存の理解と援助
「故意に自分の健康を害する」症候群
松本俊彦著
A5判　250頁　定価3,780円

　本書は，著者の経験を基に，薬物依存・乱用における最新の実態に関する知見を紹介し，その臨床実践についてわかりやすくまとめたものである。自傷行為や摂食障害，虐待体験，大量服薬との関連をはじめ，家庭における対応の原則，覚せい剤患者に対する見立て，解毒入院治療，学校における予防教育，さらには薬物依存者が薬物を止めた後のアフターケア・システムの構築まで，あらゆる課題項目が網羅されている。

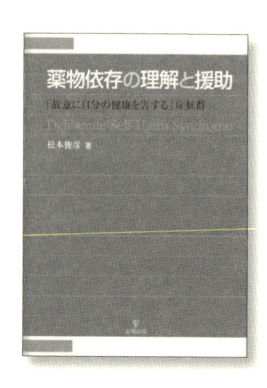

飲酒問題とその解決
ソリューション・フォーカスト・アプローチ
インスー・キム・バーグ，S・D・ミラー著
斎藤学監訳
白木孝二，田中ひな子，信田さよ子訳
A5判　330頁　定価6,090円

　著者らは，クライエントの既にある「健康なパターン」を強調し，彼らの能力やユニークな背景を有効利用しながら，それぞれのクライエントに固有の「飲酒という問題」の解決にむけて共同作業を進めて行く。実用的でステップ・バイ・ステップ形式のハウツーを中心に書かれた，ソリューション・フォーカスト・アプローチの実践マニュアル。

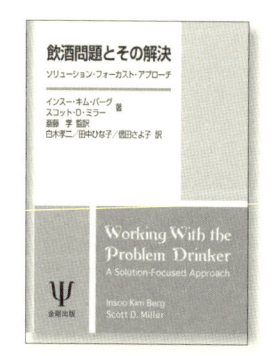

価格は消費税込み（5％）です

ソリューション-フォーカスト・アプローチ
アルコール問題のためのミラクル・メソッド
S・D・ミラー, インスー・キム・バーグ著／白木孝二監訳
A5判／192頁／定価2,940円

　本書では，アルコール問題への実際的で，革新的，効果的な治療の在り方を取り上げているが，ソリューション-フォーカスト・アプローチのわかりやすい手引きとなっているため，摂食障害，うつ状態，不登校など，多様な問題に読み替えて利用することができる。

解決へのステップ
アルコール・薬物乱用へのソリューション・フォーカスト・セラピー
I・K・バーグ, N・H・ロイス著／磯貝希久子監訳
A5判　240頁　定価3,990円

　アルコール・薬物依存症をはじめとして，治療に対する動機づけが低く特別なアプローチを要すると言われているクライエントに，ソリューション・フォーカスト・セラピーを用いて解決を構築する方法を，ステップ・バイ・ステップで丁寧に記述。クライエントとの最初のコンタクトから終結に至るまで，豊富な事例とともに「キーポイント」「臨床現場からの質問」「臨床現場からのヒント」といった数多くのコラムを配し，読者を一歩一歩道案内してくれる。

虐待サバイバーとアディクション
K・エバンズ, J・M・サリバン著／斎藤学監訳／白根伊登恵訳
A5判　250頁　定価3,780円

　本書は危機・技能構築・教育・統合・維持の段階を経る汎用的な治療・回復モデルに加え，抑うつ，怒り，そして解離するサバイバーへの対応，思春期のための治療戦略，家族支援についても詳述し，何よりも安全第一に治療をすすめるためのヒントが満載されている。また虐待と嗜癖行動，およびさまざまな精神障害を貫く大胆な理論に基づいて臨床研究が整理され，アディクションとトラウマをめぐる諸問題が精神医学・心理臨床に与えたインパクトに全体的な見取り図を与えてくれるだろう。

価格は消費税込み（5％）です

拒食症サバイバルガイド
家族，援助者，そしてあなた自身のために
ジャネット・トレジャー著
傳田健三，北川信樹訳
A5判　200頁　定価3,150円

　本書は，拒食症の患者とそれを援助する家族，教師，医療関係者の間にコミュニケーションと情報の架け橋を作ることを目的として書かれた。この病気で困っている人が真に知りたいことが具体的にわかりやすく語られている。また，最新の認知行動療法に基づき，問題解決技法，イメージング，ロールプレイ，解決試行的アプローチなどあらゆる技法が駆使されながら，決して一つに偏ることなく，日常臨床のための実際的な立場が貫かれている。

摂食障害治療のこつ
下坂幸三著
A5判　210頁　定価3,360円

　本書は摂食障害治療の第一人者として重症例・慢性例と取り組んできた著者が，おのずと到達したその治療の「こつ」を，余すところなく披瀝するものであり，摂食障害という病気に苦しむ本人と家族をともに援助するという視点から書かれた，実践的な臨床書である。

摂食障害治療ハンドブック
D・M・ガーナー，P・E・ガーフィンケル編
小牧元監訳
B5判　550頁　定価12,600円

　摂食障害の歴史的概念から病気としての成り立ち，アセスメント，最新の情報と臨床知見，あらゆる治療技法とその考え方と進め方やセルフヘルプまで，摂食障害に関するすべての項目を網羅し，摂食障害の臨床書として質量共に最大の規模を実現した，現場で真に役立つハンドブック。

価格は消費税込み（5％）です

新訂増補 自殺の危険　臨床的評価と危機介入
高橋祥友著
A5判　350頁　定価4,830円

　初版の記述を大幅に書き改め，さらに過労自殺や職場におけるメンタルヘルス，ポストベンション，自殺予防に大きな影響力を持つマスメディアの報道の仕方，群発自殺，法的問題，学校での自殺予防教育，自殺予防ガイドライン作成に向けての各国の動向，等，新たな書き下ろしを加えることにより，前書の約2倍の内容を収録。本書において著者は，自殺の危険を評価するための正確な知識と面接技法の要諦を多くの症例を交えて解説している。

新訂増補 青少年のための自殺予防マニュアル
高橋祥友編著／新井肇，菊地まり，阪中順子著
A5判　280頁　定価3,360円

　本書初版は，わが国でも初の自殺予防マニュアルとして好評を博したが，この度，教育現場で子どもの自殺に対応している執筆者を加え，最新のデータを挿入して大幅な改訂を行った。
　近年，いじめ自殺が大きく取り上げられ，学校での対応，家族，医療機関，地域社会との連携の重要性が認識されるようになった。本書では，学校における相談体制，教師のためのバーンアウト対策にも言及し，現場で働く人々のニーズに応えようとしている。

セラピストのための自殺予防ガイド
高橋祥友編著
A5判　256頁　定価2,940円

　本書では，ライフサイクルに従い，学校，会社，地域といった社会のさまざまな場所で，学生，働き盛り，高齢者等さまざまな年齢層の自殺を予防するために，どのような取り組みがなされているかを詳述する。
　さらに，自殺の危険の高い患者の治療にあたる際の精神療法的アプローチについて，また自殺が起こってしまった際の遺族，そして援助者自身のケアについても丁寧に解説した。精神科医，看護師，臨床心理士，ソーシャルワーカー，教師等，現場で自殺の危機と向き合い，未然に防ぐべく奮闘している援助職に必読の書である。

薬物・アルコール依存症からの回復支援ワークブック

松本俊彦, 小林桜児, 今村扶美著　認知行動療法にもとづく薬物・アルコール依存症からの回復プログラムを使いやすいワークブックとして刊行。　2,520円

患者の自殺

K・M・ワイナー著／高橋祥友訳　患者の自殺というセラピストにとっての個人的トラウマ, 悲嘆を乗り越えるための必読書。すべてのセラピスト必読！　2,940円

子どものソーシャルスキルとピアサポート

R・ジャネイ, M・E・スネル著／高野久美子, 涌井恵訳　障碍の有無にかかわらず, 子ども同士がサポーティブな友達関係を築くためのガイドブック。　2,940円

統合失調症を理解し支援するための認知行動療法

D・ファウラー他著／石垣琢麿・丹野義彦監訳／東京駒場CBT研究会訳　統合失調症治療を根本から考え抜くための認知行動療法論。　3,780円

うつ病治療ハンドブック

大野裕編　うつ病・抑うつ症状についてのデータ, 理解の仕方, 多面的治療法, それらを補う「臨床的知見」や治療のこつが述べられる。　4,830円

SSTテクニカルマスター

觸松克代監修／小山徹平編集代表　SSTの基本訓練モデルをマスターし, ワークブック形式で, さらにそれを効果的に使うことを目指した1冊。　2,940円

学校における自傷予防

D・ジェイコブ他著／松本俊彦監訳　本人, 保護者, 教師が一体となって取り組むプログラムを, 実施マニュアルとDVDを用いて解説する。　2,940円

対人援助職のための認知・行動療法

原井宏明著　今もっとも体系だった有効な心理療法として注目される認知行動療法を, 実際の臨床現場で適用するための画期的な臨床指導書。　3,675円

精神分析過程

D・メルツァー著／松木邦裕監訳／飛谷渉訳　クライン派精神分析の展開プロセスを理論構成した, ドナルド・メルツァーの第一著作。　3,990円

初回面接

M・J・ピーブルズ著／神谷栄治監訳　面接の具体的な進め方など, 心理療法の現場におけるさまざまな疑問に応えた, 詳細な実践的テキスト。　4,725円

児童精神科の入院治療

山崎透著　入院治療によって, 深刻化した子どもの身体症状や問題行動を改善させるためのさまざまな援助技術を解説した画期的なガイドブック。　3,360円

つなげよう

田中康雄著　発達障害のある子どもたちの生きづらさを生活障害と読み替え, 支援者ができることを, 長年にわたる臨床経験から提案する臨床試論。　2,940円

発達障害大学生支援への挑戦

斎藤清二, 西村優紀美, 吉永崇史著　発達障害のある大学生に対する支援の方法は？　対話と実践の中から生み出されたモデルを提案する。　3,360円

価格は消費税込み（5％）です